L'UNIVERSITÉ

DOIT-ELLE

DISTINGUER LES MÉDECINS

EN DOCTEURS ET EN OFFICIERS DE SANTÉ ?

NON....

Les Officiers de Santé méritent-ils le reproche d'ignorance qu'on leur fait généralement ?

Non.....

PAR A. MÉNESTREL.

> Jugeons les hommes par ce qu'ils sont, et non par ce que d'autres les ont faits.

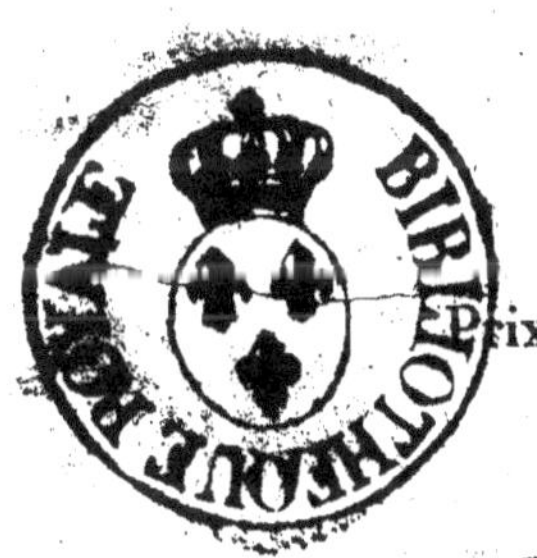

Prix : 1 franc.

A PARIS,

CHEZ TOUS LES MARCHANDS DE NOUVEAUTÉS.

1826.

LETTRE

A MONSIEUR TRIDON,

PROFESSEUR A DRESDE.

Ami, depuis long-temps vous me demandez quelle différence il y a entre un Docteur et un Officier de santé. Je ne sais d'où peut venir l'importance que vous attachez à cette distinction : ce qu'il y a de certain, c'est que ceux qui l'établirent, s'en occupèrent moins sérieusement que vous ; et depuis un quart de siècle on fait des Docteurs et des Officiers de santé, à-peu-près comme l'honnête M. Jourdain, qui depuis quarante ans faisait de la prose sans s'en douter. Cependant, comme la matière est grave et les conséquences importantes, je dois céder au vœu de l'amitié, et vous donner à ce sujet quelques détails, précédés d'un petit avertissement que vous ne négligerez pas si vous avez envie d'être bien avec tout le monde. Ne confondez jamais l'un avec l'autre, gardez-vous surtout d'employer indistinctement le même mot pour les désigner : au surplus, vous ne ferez que suivre ce précepte si sage d'appeler chaque chose par son nom; car un Docteur n'est pas un Officier de santé, et réciproquement. Le Docteur ne supporterait jamais ce rapprochement injurieux qui semblerait le confondre avec un inférieur; il y aurait un froissement d'amour-propre dont la réaction serait, je ne dirai pas funeste, mais au moins très-désagréable, pour un caractère naturellement ami de la paix et de la tranquillité. En effet, une barrière aussi tranchée que celle qui tient à une distance respectueuse l'humble roture de la noblesse altière, les sépare. Le docteur, comme l'indique son nom, marche entouré des diplômes honorables, des titres fastueux que lui ont mérités de glorieux examens; ballot scientifique, qui imprime je ne sais quoi de grave et d'imposant à sa démarche, à ses gestes, à sa voix, et qui lui donne, dans son cabinet de consultations, le faux air d'un sénateur romain balayant avec la queue de sa toge les marches pénibles de la tribune aux harangues. L'Officier de santé, au contraire, présente un extérieur plus modeste: il n'a pas cet air tranchant, ces manières à la mode qui constituent le génie; mais tout chez lui respire cette gêne universelle, compagne ordinaire de l'obscurité. Malheur à lui dans la pratique, s'il fait un faux pas il succombe : son confrère fait-il une lourde chute, on la regarde comme une suite des lois du mouvement, et il se relève rayonnant. Voilà comme en science et en noblesse le parchemin a les plus heureux résultats et la plus grande influence sur l'opinion publique; toute la sublime raison du dix-neuvième siècle se prosterne et s'humilie partout où elle rencontre cette preuve rigoureuse d'un mérite non équivoque. Il ne s'agit plus maintenant de rechercher si l'on possède des qualités plus ou moins éminentes, mais si l'on a plus ou moins de titres dans son portefeuille. Jugeons les hommes par ce qu'ils sont, et non par ce que d'autres les ont faits. Ne pas regarder cette vérité comme un axiôme philosophique, est une erreur indigne du siècle des lumières, qui, à l'abri d'un nom si pompeux, s'applaudit d'avoir secoué tous les préjugés, ceux même qu'un siècle plus sage appelait ses croyances, et sur lesquels il faisait reposer sa morale et ses institutions.

Entrons en matière. On fait des Médecins de deux espèces. L'Université en perruque, dans son costume imposant, assise dans son fauteuil solennel, dit aux uns : Vous avez seize inscriptions; vous avez suivi, ou vous avez dû suivre les cours; vous avez passé cinq examens, vous avez soutenu avec vigueur une thèse, qui, bien qu'elle ne fût que la compilation de vingt auteurs différens que vous avez mis à contribution, et qu'il n'y eût pas un mot du vôtre, cependant en raison du texte d'une vigoureuse latinité, et du choix des passages qui établissent d'une manière incontestable la sagacité de votre jugement, et surtout un esprit investigateur, puisque, semblable à César à la bataille de Pharsale, vous n'avez épargné personne, et vous avez remué jusqu'aux cendres d'Hippocrate; allez, guérissez, je vous en confère le droit et le pouvoir. Elle dit aux autres : Vous n'avez pris que douze inscriptions, subi trois examens qui n'ont pas démontré clairement vos connaissances, et vous n'avez pas présenté de thèse que vous auriez marquée du sceau de votre génie, et qui nous aurait tirés de l'incertitude où nous sommes sur vos talens littéraires, n'y eussiez-vous inséré qu'un avant-propos un peu éloquent ; allez, guérissez comme vous pourrez. Voilà l'état de la question. Il s'agit de prononcer quel est celui des deux préférable à l'autre. Les partisans du scepticisme resteraient ici dans leur doute absolu, ne voyant pas de motifs raisonnables de déterminations; mais nous, mon cher ami, qui sommes moins philosophes, prenons un parti, et sans perdre le temps à chercher la raison suffisante au milieu des abstractions métaphysiques qui souvent l'obscurcissent, servons-nous de la mesure la plus juste et la plus universellement répandue, je veux dire d'une balance. Plaçons d'un côté M. le Docteur, et de l'autre l'Officier de santé. (Je demande pardon à ces messieurs de disposer d'eux aussi librement). La preuve est évidente : si l'organe de la vue n'est pas un sens trompeur, M. le Docteur obéit aux lois de la pesanteur, et tend au centre de gravité. Son confrère réalise maintenant ce principe de physique, que moins un corps a de masse sous un volume donné, plus il est léger, et plus il s'élève facilement dans les airs. Bien décidément le premier l'emporte sur le second, Descartes même n'en douterait pas un instant. L'expérience ne pouvait se passer autrement : l'un est entré en jugement avec douze inscriptions et trois examens ; l'autre s'est présenté avec le diplôme de bachelier-ès-lettres, peut-être celui de bachelier ès-sciences, seize inscriptions, une thèse à perdre haleine, un texte grec ou latin. Joignez à cela le sourire de protection de l'Université, qui n'est pas sans poids, vous expliquerez facilement ce double phénomène d'ascension et de descension. En deux mots, le corps respectable de l'Université dit au Docteur : Je vous confère le droit et la capacité de guérir, l'infaillibilité est contenue dans votre diplôme. Quant à vous, obscur Officier de santé, bien que vous puissiez avoir des talens qui ne sont pas connus, je ne m'engage à rien à votre égard; tuez ou guérissez, je ne m'oblige à aucune responsabilité. Tout en nous soumettant à cette décision suprême, qu'il nous soit permis de demander la cause et le but de cette distinction. Dira-t-on qu'elle est utile? qu'on nous le démontre par ses heureux résultats. Si, comme tout le monde le pense, elle est essentiellement nuisible, quels reproches sanglans ne méritent pas ceux qui par cette inégalité d'honneurs et de pérogatives, dans la profession la plus noble de l'homme, ont donné lieu aux inconvéniens les plus graves, ont compromis peut-être la vie de leurs semblables? N'est-il pas bien étonnant que des élèves, qui n'ont qu'une même école, qui ont suivi les leçons des mêmes professeurs, qui ont siégé sur des bancs, qui ont vu deux ou trois générations se succéder, qui ont travaillé dans les mêmes hôpitaux, dans les mêmes amphithéâtres, qui se sont communiqué leurs idées, qui même quelquefois ont fait ensemble du tapage, sortent du sein de leur mère commune avec des destinées si semblables, et des dignités si différentes? Pourquoi donner à l'un des droits sur l'autre? n'est-ce pas faire naître des divisions, renouveler des haines, éterniser les jalousies si communes à l'état, vouloir enfin que cet antique adage, *Nulla invidia super invidia medici*, prenne chaque jour une nouvelle force et devienne d'une application plus rigoureuse? Que dira, par exemple, le vieux praticien à qui trente ans d'un exercice soutenu par l'étude approfondie d'une science qui a fait l'objet de ses travaux et de ses veilles, ont donné une expérience solide, indispensable à l'art de guérir, lorsqu'il ne pourra plus exercer, sans être sous la surveillance immédiate du jeune Docteur, qui, ayant à peine secoué la poussière de l'École, n'a peut-être pas songé à prendre un parti entre les nombreux systèmes qui la divisent, et ne sait pas encore s'il guérira exclusivement par les toniques ou les antiphlogistiques? L'expérience est ici soumise à l'inexpérience : l'amour-propre s'offense, le dépit n'est pas loin de l'humiliation ; chacun expose sa méthode, en exagère les avantages. Le praticien argue d'après un empirisme raisonné : son adversaire prétend qu'il n'est pas à la hauteur des connaissances, il lui oppose des argumens empruntés à ses professeurs ; il discute sans avoir étudié la nature, et conclut contradictoirement à sa marche : la diversité de traitemens suit d'ordinaire cette discussion. Pendant ce temps-là le malade.... Ah! laissons à la nature ses secrets et tirons un voile sur cette dernière scène de la vie. Jetons un regard sur le passé, et retraçons rapidement l'historique des diverses variations qui modifièrent tour-à-tour les réglemens de l'École, afin qu'ayant dans un cadre étroit, d'un côté les améliorations qui concoururent à son avancement, de l'autre les abus qui les accompagnèrent, on se forme une idée exacte des lois qui se sont succédé.

En 1792 il existait en France dix-huit facultés de médecine, qui avaient formé des écoles de médecins, des colléges et des communautés de chirurgiens. Cette multitude de corps enseignans ne fut pas long-temps sans voir s'élever au milieu d'elle des divisions auxquelles avaient donné lieu de nombreux systèmes; cette dissidence d'opinions en matière de science amena la diversité dans les réceptions; chaque corps particulier ne reconnut plus d'autre autorité que la sienne, il se crut en droit de se donner des réglemens particuliers. A cet abus de pouvoir se joignirent l'intérêt et la faveur; on soumit les candidats à des épreuves plus ou moins difficiles : ce relâchement fut le signal de l'ignorance, l'esprit le plus inepte se crut un génie du premier ordre, et sans étude préalable se transforma tout à coup en médecin. La France fut bientôt en proie au charlatanisme, à la cupidité. Des hommes méprisables regardant l'état le plus noble comme un vil métier propre à faire fortune, répandaient le poison qui servait à les enrichir. A cette époque de désordre et d'infamie, on vit presque se renouveler les fureurs de la ligue à l'occasion de l'antimoine et de l'inoculation : les académies de médecine se séparèrent des facultés, et les médecins des chirurgiens. La saine doctrine, comme un vaisseau battu par les vagues d'une mer orageuse, ne savait où se réfugier. Les écoles de Paris, de Strasbourg et de Montpellier, ne conservaient plus cette fermeté qui les avait distinguées jusqu'alors ; la contagion commençait à les gagner. Des hommes éclairés déplorant les maux qui suivraient cet état de chose, firent entendre une voix éloquente au milieu de cette confusion qui présageait l'anéantissement de la science. Ils pensèrent que le seul moyen d'arrêter ces dissidences pernicieuses était de rattacher à un point fixe, à un centre unique, les intérêts de leurs concitoyens, déposés entre les mains de la faveur et de la faiblesse. Un décret du 18 août de la même année supprima les universités, les facultés, les corporations savantes, et l'Université impériale s'éleva sur leur ruine. A ce nom, le genre humain reprit courage, il parut renaître à une nouvelle vie, pensant que l'infaillibilité étant comprise sous un si beau titre, le corps qui en était revêtu lui donnerait des hommes pleinement capables de le guérir. En effet, elle refit des Docteurs, et elle fit des Officiers de santé. Fidèle au plan qu'avaient suivi ceux qui la précédèrent, elle regarda comme essentielle la distinction de grades, et par une sagesse qui passe notre intelligence, elle n'en mit aucune dans l'exercice de la fonction. Nous n'avons pas fait un grand pas dans la science des dénominations, et nous voilà revenus sans le savoir à la distinction des Docteurs *intra muros et extra muros*, qui existaient avant la réforme; cependant on s'en est moqué de nos jours, ne voyant pas que sous des noms différens nous avions les mêmes ridicules, avec celui-ci de plus, de croire sérieusement corriger ceux des autres en les imitant. Tel est l'empire de la nouveauté! rien ne lui résiste; et tout ce qui en revêt le caractère paraît utile à ses nombreux admirateurs. Le 10 mars 1803, tous ceux qui acquirent le droit d'exercer l'art de guérir, furent appelés Docteurs, degré qu'ils obtinrent en se faisant recevoir dans l'une des trois écoles spéciales de Médecine, Paris, Strasbourg et Montpellier, après cinq examens, deux desquels durent être soutenus en latin. Il est beau sans doute de faire retentir les murs de l'Académie de médecine, de la langue harmonieuse qu'immortalisa l'Orateur romain, lorsque tonnant aux Rostres, au milieu des clameurs séditieuses, il lui imprimait une nouvelle force et en employait toute l'énergie pour le bien d'un peuple reconnaissant, qui l'appela le Père de la Patrie. Est-ce pour conserver toute la pureté de la langue latine, ou pour prouver qu'elle n'est pas étrangère, qu'on impose cette obligation pénible? Il est probable que l'humble plébéïen du plus petit faubourg de Rome, avec son oreille peu exercée, serait choqué de quelques fautes d'élocution; il ne pardonnerait pas au Docteur futur de défigurer publiquement sa langue, et, quittant son sérieux, il rirait à ses dépens, malgré la gravité de l'auditoire. Quant à la seconde supposition, qui est plus vraisemblable, ce n'est ici le temps ni le lieu d'étaler son érudition dans une langue morte. N'est-ce pas entasser difficultés sur difficultés, joindre l'embarras de la pensée à celui de l'expression: n'est-ce pas forcer l'élève à oublier ses idées, pour courir après les signes qui doivent les rendre extérieures? n'est-ce pas le mettre à la torture, pour traduire faiblement, dans une langue qui ne lui sert pas à penser, ce qu'il a conçu dans la sienne avec force et précision? c'est enfin mettre des entraves à son esprit et l'arrêter dans son essor. N'a-t-on pas assez de la présence de ses juges, dans chacun desquels on semble voir un troisième Caton tombé du ciel pour porter l'épouvante dans les examens! Si Racine balbutiait devant Louis XIV, il est bien naturel que la physionomie sombre des examinateurs déconcerte le candidat le mieux préparé. Il semble, après ces différentes considérations, assez sage de parler sa langue. Pas du-tout. Il y a quelque temps, un Professeur alla plus loin, il trouva le latin trop commun, et il interrogea en grec : mais malheureusement il ne se comprit pas très-bien, et par une conséquence nécessaire on ne le comprit pas mieux ; il fut forcé, malgré lui, de revenir à ce précepte si raisonnable de la Bruyère : Est-ce un si grand mal d'être entendu quand on parle, et de parler comme tout le monde? Pour cette fois, l'idiôme de Démosthène fit place et céda le pas à l'idiôme français. La réception des Officiers de santé fut différente, elle n'eut rien de cet appareil imposant qui annonce l'extraordinaire. Un jury formé dans le chef-lieu de chaque département, nommé par le premier consul, fut chargé de les recevoir; on n'exigea que trois examens, et l'on parla français. C'est peut-être la cause du discrédit dans lequel sont tombés les Officiers de santé. En effet, cela est si uni et si clair, et d'ailleurs, qui ne pourrait pas en dire autant! Voilà encore la raison pour laquelle cet honneur était réservé aux trois écoles spéciales et aux Docteurs; car s'il est permis à quelqu'un de ne pas parler comme tout le monde, ce précieux avantage est réservé à ceux qui, distingués par leur caractère, doivent avoir un langage analogue à la noblesse de leur origine, et qui présente des difficultés inaccessibles au commun des hommes et propres à leur faire sentir leur infériorité.

Tels furent les Docteurs et les Officiers de santé de 1803 : ils diffèrent beaucoup de ceux qui ont été faits avant la suppression des facultés, et nous allons voir qu'ils ne sont plus les mêmes que ceux de notre époque. Une ordonnance du Roi, du 5 janvier 1820, contient ce qui suit : « A compter du premier janvier 1821, nul ne sera » admis à prendre sa première inscription à » l'Ecole de Médecine, s'il n'a obtenu le grade » de Bachelier ès-lettres. » Voilà les Docteurs de cette année singulièrement rehaussés, et leurs Confrères, qui ont eu le malheur d'être nommés avant ce décret, ne sont plus, relativement à eux, quoi qu'on en dise, que de simples Officiers de santé. Cependant on peut, sans honneur pour les uns et sans humiliation pour les autres, les rapprocher, les fondre même ensemble ; car les Bacheliers impromptus de 1821 n'en avaient que le titre, si nous nous entendons sur les mots. Comme le temps pressait apparemment, et qu'on ne s'était pas bien pénétré de l'esprit de l'ordonnance, on les recevait après un mois de logique, ayant à peine vu les dix catégories d'Aristote, le principe des argumens en Césaré, Camestrès et mille autres articles de cette force. Un ample diplôme, arrivé de Paris, plein des noms, prénoms et qualités de ceux qui les recevaient, pouvait être considéré comme une dispense de talens et de connaissances que leur accordait le Conseil Royal de l'Instruction publique. Il nous avait toujours semblé que ce grade n'était rien en lui-même, et qu'il ne pouvait avoir aucune influence utile, qu'autant qu'on l'obtiendrait après s'être préparé sur les sciences qui en font le sujet; mais c'était une erreur, messieurs les Bacheliers désertaient les bancs qui allaient bientôt être témoins des plus redoutables syllogismes, et disaient adieu à la philosophie, en s'en moquant très-impertinemment, ce qui afflige ses véritables amis. Assistant un jour à un examen, nous nous rappelons que le Principal du collége, pour première question, demanda à l'Elève s'il avait eu soin de déposer scrupuleusement à la caisse la somme exigée. Cette sollicitude est vraiment paternelle, elle ressemble à celle d'un père qui demande à son fils quel emploi il a fait de son argent. C'était là une des conditions les plus expresses et les plus indispensables, et sans elle il n'y avait pas plus de réception que de Bachelier sans vanité. Divin Horace, ce n'est pas dans ton siècle seul qu'on s'occupa de ce maudit métal qui dicta à ta muse satirique de si beaux vers! Nous rappelant une de tes grandes vérités, et la pliant un peu aux circonstances, nous nous sommes permis de dire à notre voisin : *Scientia post nummos.* Ce n'est pas tout, les Docteurs de 1821 n'ont pas les qualités de ceux d'aujourd'hui, et ne vont plus de pair avec eux. A compter du 1er janvier 1824, dit une ordonnance du Roi, nul ne pourra s'inscrire dans les Facultés de Médecine, s'il n'a obtenu le grade de Bachelier ès-sciences. Ceci prouve le perfectionnement continuel et progressif de l'esprit humain ; s'il va long-temps de ce pas, un jour peut-être faudra-t-il être Académicien pour parvenir au doctorat. Cela serait moins extraordinaire que la réalisation de la prédiction de Condorcet, qui comptait tellement sur la perfectibilité humaine, qu'il nous fait espérer qu'il viendra un temps où la mort ne sera plus que l'effet d'accidens extraordinaires, et que la durée de la vie peut acquérir dans l'immensité des siècles une étendue indéfinie. M. Cabanis aussi nous présage dans les siècles futurs des merveilles inconnues et bien au-dessus de ce qu'on peut croire possible en ce moment. Mais ne nous égarons pas dans l'infini numéral des probabilités, contentons-nous de ce qui se passe de nos jours. Messieurs les Docteurs de 1824 sont d'une importance qui les élève tellement au-dessus de ceux des années précédentes, qu'ils peuvent, sans être accusés de hauteur, leur refuser le titre de Confrères. Si, d'un côté, on doit des éloges à l'Université pour la manière spéciale dont elle a daigné s'occuper de ceux-ci, ne mériterait-elle pas quelques légers reproches pour le silence dédaigneux qu'elle a gardé sur les Officiers de santé? Pourquoi cette indifférence?.. Un poète ne manquerait pas de dire : telle la marâtre injuste entourée des enfans dont elle est mère par la nature, uniquement occupée de leurs besoins, prévient toutes leurs fantaisies, repousse avec froideur et abandonne à sa faiblesse l'enfant adoptif, qui la prenant aussi pour sa mère propre, lui tend une main caressante et lui sourit avec ingénuité. Cependant la Chambre des Députés s'en occupa au milieu des débats innombrables que causa le long rêve de M. de Villèle, qui dura pendant toute la session. Quelques orateurs distingués, frappés de l'inconvenance d'une pareille distinction, proposèrent de la faire disparaître. On fit passer une loi qui ordonnait aux Officiers de santé de se faire recevoir Bacheliers ès-lettres; on ne sait pourquoi elle n'a pas été sanctionnée. C'était un grand pas de fait; et encore un pareil, les Médecins pouvaient s'embrasser comme frères.

Supposons pour un instant que ce décret ait eu force de loi, on soumettrait à une opération algébrique les grades par lesquels on a fait passer tous les Médecins français, en leur affectant successivement des signes *plus*, *moins*, *égal*. L'Officier de santé serait *plus* que ses confrères des années antérieures à la loi, *plus* que les Docteurs reçus avant 1821, puisqu'ils n'étaient pas Bacheliers; *égal* à ceux de 1821, 1822, 1823; *moins* que ceux de 1824; de même que nous avons vu les Docteurs être alternativement *plus*, *moins*, selon qu'ils ont été faits en 1792, en 1803, en 1821, en 1824. D'où l'on déduira cette conséquence importante, que l'étude des mathématiques est nécessaire aux Médecins, afin qu'ils puissent démontrer par A plus B, à ceux qui refuseraient de les croire, qu'ils sont plus doctes qu'un autre et qu'ils connaissent mieux leur état, en vertu de telles lois, de telles époques, et suivant telles ordonnances. De deux choses l'une, ou bien il faut admettre que tous ces titres constituent le véritable Médecin, ou qu'ils ne sont que des moyens recommandés par la prudence, pour juger *à priori* si le récipiendaire fait preuve de l'aptitude nécessaire à exercer l'état qu'il embrasse. S'ils constituent le véritable Médecin, l'homme profond qui raisonne la science qu'il cultive, et qui en a tiré par de sérieuses méditations des résultats qui démontrent la justesse de ses vues, et qui, d'une application prochaine dans les cas nombreux où il est appelé, justifient la confiance qu'on ne lui accordait d'abord qu'avec crainte ; si, disons-nous, ces mesures donnent ces connaissances, pourquoi ne pas y soumettre également tous ceux qui sont destinés à l'exercice du même état, à partager les mêmes situations, à prononcer sur les mêmes doutes, à dissiper les mêmes craintes, à traiter les mêmes maladies, à se trouver enfin dans toutes les circonstances qui accompagnent une même carrière, et à y jouer le même rôle? Si, au contraire, ces titres donnent une garantie de l'aptitude, pourquoi, sans en être revêtu, jouir des mêmes avantages que celui qui employa son temps à les mériter? et si on les considère comme une sauve-garde contre l'ignorance, pourquoi si inconsidérément confier au charlatanisme le domaine de l'homme profondément instruit? Il y a dans cette inconséquence des contradictions et une légèreté impardonnables. Si dans les premiers temps de l'école ces abus ont régné, ils ne sont plus supportables de nos jours; et si les sciences médicales ont fait des progrès si étonnans, il faut que les lois qui fixent le mode d'enseignement se ressentent de cette nouvelle impulsion et ne nous montrent plus la science à son berceau. De même que la société se maintient et marche à son avancement, lorsque les membres qui la composent sont soumis à l'influence des lois équitables émanées de l'autorité qui la gouverne, de même aussi une École, qui en est l'image exacte, n'acquiert de splendeur, ne devient florissante qu'autant qu'on écarte les abus et qu'on lui donne des réglemens justes, uniformes, les mêmes pour tous, et qui donnent aux élèves cette noble émulation qui présage les travaux utiles et fait espérer de reproduire un jour les génies dont les sublimes conceptions hâtèrent les progrès de l'art de guérir, et dont la carrière trop rapide laissa des regrets et peu de successeurs.

Mais, dira-t-on, il faut être de bonne-foi et mettre les subtilités de côté. Il s'agit maintenant de peser le mérite des Docteurs et des Officiers de santé. Nécessairement, celui qui emploie quatre ans à l'étude d'un art doit mieux l'entendre que celui qui ne s'en occupe que trois ans; or les Docteurs suivent quatre ans les cours de médecine, et les Officiers de santé trois ans, donc... A merveille, l'argument est en bonne forme, c'est un syllogisme de toutes pièces. Avant d'y répondre, faisons ce petit dilemme à l'Université : ou cette quatrième année est nécessaire pour avoir les connaissances que vouz réclamez, ou elle est inutile : si elle est inutile, pourquoi faire tant de bruit pour rien, et l'exiger? si elle est indispensable, pourquoi ne l'exigez-vous pas de tout le monde ? Revenons à l'objection. Ceux qui la présentent s'en laissent encore imposer par le titre; ils supposent vrai ce qui est en question, qu'un Officier de santé, étant reçu après trois ans, quitte aussitôt l'école. Admettons cette hypothèse. Eh quoi! neuf mois d'étude suffisent-ils donc pour faire d'un ignorant un savant, et ce court espace de temps donne-t-il assez d'instruction pour être la cause de l'ineptie ou de l'habilité? Mais qui l'empêche de suivre les cours après sa réception? on ne lui a point signifié son ordre de départ, il restera pour s'instruire, ne pouvant avoir la prétention des Docteurs, qui croyent qu'un grand nom dispense de tout et met à l'abri des soupçons défavorables qui planent sur ceux qui n'en sont pas décorés. Cependant, qu'on établisse un parallèle entre un Officier de santé qui a six années d'étude, et un Docteur qui n'en a que quatre, l'aptitude étant égale : l'aveugle prévention trouvera que le premier ne peut être en rien comparé au second : elle ira plus loin, elle lui refusera toute espèce de connaissances, agissant avec autant de sagesse que celui qui, croyant sur parole un malade imaginaire qui pense avoir la fièvre, lui trouve le pouls très-fréquent, quoiqu'il ne batte comme à l'ordinaire que soixante-dix fois par minute. Si les Officiers de santé qui ont la plus haute idée de leur état n'aspirent pas au doctorat, c'est qu'ils ont acquis l'intime conviction que ce mot ne fait rien au traitement d'une maladie ; qu'ils ont même trouvé de l'avantage à y suppléer à moins de frais, par des connaissances solides, pour l'acquisition desquelles il n'est d'aucune utilité.

Le caractère qu'on a regardé comme distinctif, entre ces deux sortes de médecin, n'a rien qui satisfasse la raison, parce qu'il ne porte pas sur le fond des choses, qu'il repose entièrement sur une distinction spécieuse ; qu'il est même tout-à-fait étranger à la question qui nous occupe, et, par cela, insuffisant pour établir un fait dans lequel on l'invoque pour preuve. Ainsi, pour apprécier d'une manière rigoureuse le mérite de l'un et de l'autre, il ne faudra pas s'en tenir comme on le fait communément, au nom seul, mais aux connaissances ; ne pas examiner si l'on a fait à Paris un séjour plus ou moins long, mais de quelle manière on a employé le temps qu'on y a passé ; et si un Officier de santé en sort et ne sait rien, ce n'est pas à cause de son nom, car il n'est pas un titre d'exclusion à l'aptitude, à moins de supposer encore l'Université plus coupable; mais parce qu'il a préféré au travail les plaisirs, auxquels il a immolé son état. Il serait donc aussi ridicule de soutenir que tous les Officiers de santé ne sont pas instruits, qu'il le serait de croire que tous les docteurs sont habiles.

Allons plus loin. Il y a des Docteurs qui ne sont pas Docteurs. Expliquons ce paradoxe en apparence, et traduisons-le d'une manière plus intelligible. La même ordonnance qui obligeait les Docteurs à se faire recevoir bacheliers-ès-lettres, leur enjoignait aussi de ne se présenter à l'examen requis pour ce grade, qu'après avoir suivi pendant un an un cours de rhétorique, et pendant un an un cours de philosophie. Ils ne firent ni l'un ni l'autre; car ce n'est pas suivre un cours que d'assister à la première leçon, d'entendre la seconde, de se dégoûter et de quitter à la troisième : nous avons vu qu'on avait suivi cette méthode analytique pour la philosophie. On a eu recours à une marche plus rapide encore pour la rhétorique, ce qui revient à dire qu'on n'en apprit pas même la définition. Un grand nombre ont suppléé à son étude importante par une simple promesse; ils jugèrent à propos de la faire précéder de la philosophie, et d'y revenir immédiatement après. On les reçut sur leur bonne foi; et, sans se mettre en peine de tenir parole, ils prirent leur première inscription, et ne songèrent plus qu'à la Médecine, jugeant tout le reste chose peu nécessaire. Ils ne se conformèrent donc point à l'esprit de la loi. Ceux dont nous parlons ne sont donc que demi-Docteurs, puisqu'ils n'ont pas rempli les formalités qui, d'après eux, peuvent seules conférer pleinement ce grade; ils ont donc fait plus de dépense d'argent que de savoir. C'est à tort qu'ils croiraient répondre aux questions et aux reproches qu'on pourrait leur adresser, en montrant leurs diplômes, à peu-près comme le militaire, vieilli sous les drapeaux impose silence à l'imposture et fait triompher sa bravoure, en découvrant sa poitrine couverte de blessures honorables.

Supposons pour un instant que ce petit dialogue s'établisse entre l'Université et un Philosophe qui ne penserait pas comme elle.

LE PHILOSOPHE.

Régulatrice souveraine et universelle du monde savant, vous dont les lumières, semblables aux rayons resplendissans de l'astre pompeux qui éclaire vos chefs-d'œuvre, percent de toutes parts avec éclat..; vous dont le nom célèbre annonce la généralité de vos vues et de vos jugemens, qui s'étendent à tout, descendant pour un instant de la sublimité de vos contemplations et vous rabaissant à l'infiniment petit de mon mince intellect, daignez m'écouter, et pardonnez-moi si je vous fais remarquer vos petites imperfections qui ressentent la nature humaine. Par exemple, pourquoi faites-vous des

Médecins de plusieurs espèces, ce qui est philosophiquement nuisible à l'état.

L'UNIVERSITÉ.

Cette distinction étant admise depuis l'origine de l'École, nous n'avons pas cru qu'il fût de notre sagesse de la rejeter, et nous l'avons respectée, *propter antiquitatem*; au surplus, on doit éviter les innovations, parce qu'elles sont presque toujours des scandales.

LE PHILOSOPHE.

Vous n'avez pas toujours été si réservée sur ce chapitre, et lorsqu'en 1822 vous avez supprimé la Faculté de Médecine de Paris, fière de son ancienneté, vous n'avez pas craint de scandaliser beaucoup de monde.

L'UNIVERSITÉ.

Des raisons puissantes nous déterminèrent à cet acte de rigueur.

LE PHILOSOPHE.

Je n'examine pas la force des motifs qui vous arrachèrent cette décision. Je veux seulement établir que vous vous permettez de temps en temps de petites nouveautés assez piquantes, et qu'une fois les innovations admises, je ne vois pas pourquoi vous ne les renouvelleriez pas quand les circonstances l'exigent si impérieusement.

L'UNIVERSITÉ.

Vous sortez de votre sujet et des bornes de la modération.

LE PHILOSOPHE.

J'en demande pardon à votre Universalité. Je croyais procéder méthodiquement et vous insinuer poliment qu'il valait mieux supprimer les Officiers de santé que la Faculté de Médecine. Car si vous établissez deux classes de Médecins, il faut aussi établir deux classes de maladies ; et comme partout où il y a diversité d'agens, il y a diversité de fonctions, il s'en suivra que l'état ne sera pas le même pour chacun. Que l'un, par exemple, se chargera de la préparation des tisanes, et l'autre de leur administration à l'intérieur ; d'où il résultera la nécessité, pour le malade, d'avoir alternativement, et même simultanément, deux Médecins à ses côtés, comme si ce n'était pas assez d'un ; et la première chose qu'ils auront à faire, sera de déterminer, non quelle maladie a celui qui les fait appeler et quels remèdes il faut y apporter, mais d'examiner si elle est de la classe de celles qui leur sont assignées et dont la guérison leur est réservée. Ainsi, comme les Docteurs et les Officiers de santé ont différé par les prérogatives de leur état, ils différeront aussi dans la pratique, et il ne leur sera plus permis d'employer le même mode de traitement, sans être en droit de se poursuivre comme on poursuivrait devant les tribunaux l'Officier de santé qui usurperait le titre de Docteur; mais comme il est moralement aussi coupable d'en prendre les attributs, il doit être condamné aux mêmes peines; d'où encore la nécessité de fixer par une loi expresse les moyens de curation qu'ils devront mettre en usage, et les systèmes qu'ils devront suivre. Le Docteur employera la saignée, l'Officier de santé administrera l'émétique, parce qu'il est plus aisé d'empoisonner que de guérir. Ils devront aussi avoir des professeurs pris dans leur classe respective, et ceux de l'École actuelle ne conviennent pas du tout aux Officiers de santé, puisqu'ils les enseignent doctoralement, ce qui est contraire à l'essence de ces derniers.

L'UNIVERSITÉ.

Vous outrez les conséquences, et l'on n'a jamais rien entendu de plus exagéré depuis l'école d'Hippocrate.

LE PHILOSOPHE.

Tout cela découle rigoureusement des principes que vous avez admis; les contradictions qui en résultent frappent tellement un esprit qui raisonne ses idées, qu'il restera toujours étonné pourquoi vous conservez une distinction si ridicule.

L'UNIVERSITÉ.

Les Docteurs ont été faits pour les grandes villes, où l'on aime les grands noms, et les Officiers de Santé suffisent pour les campagnes, où l'on ne sait pas en faire la différence.

LE PHILOSOPHE.

Les personnes de campagne ont peut-être montré dans cette opinion autant de bon sens que ceux qui ne la partagent pas. Quoi qu'il en soit, ils se reposaient dans leur simplicité sur votre sagesse, et ils attendaient de vos lumières le plus grand bienfait que vous pouviez leur accorder, celui de faire pour eux un choix d'hommes dignes de toute leur confiance. Si vous ne leur offrez pas cette garantie vous les trompez indignement; pourquoi les laisser plus long-temps dans cette fausse sécurité, leur vie n'est-elle donc rien à vos yeux? Non, je ne reconnais plus dans votre conduite cette philanthropie si commune et si prodiguée dans notre siècle : car au train qu'on y va, je ne désespère pas de voir un jour une réunion de voleurs prendre le nom de Société Philanthropique.

L'UNIVERSITÉ.

Monsieur le Philosophe, pas d'humeur; nous n'avons trompé personne, et nous avons contenté tout le monde. Les habitans des villes recherchent tout ce qui est imposant, nous leur avons dit :

Vons aimez la muscade, on en a mis partout;

et nous leur avons donné des Docteurs.

Nous avons dit la même chose aux simples habitans des campagnes; et pour ne pas les effaroucher par un nom si effrayant et si peu en rapport avec les objets qui les environnent, nous leur avons envoyé les mêmes hommes sous des noms différens, et leur existence est devenue la proie des Officiers de santé.

LE PHILOSOPHE.

Vous convenez donc que la considération dont les uns jouissent à l'exclusion des autres n'est due qu'au titre, puisque de votre propre aveu la somme des connaissances est égale. On a donc cru que le Doctorat donnait plus d'activité aux sangsues, plus de tranchant aux lancettes, et plus de vertu à l'eau de gomme. Mais, ici, vous avez encore manqué d'humanité : vous auriez dû tirer ces honnêtes gens de leur crédulité, et rassurer les autres sur leur crainte; car on commence à croire partout, même dans les provinces les moins soumises à l'influence de vos lumières, que tout ce qui n'est pas parvenu au Doctorat ne sait rien. Ainsi, pour éviter le préjugé d'un côté et la frayeur de l autre, réunissez-les tous sous la même dénomination; donnez-nous des hommes assez instruits pour nous guérir, et nous les appellerons Médecins, mot qui en vaut bien un autre, et dont l'étymologie donne une idée exacte de la profession qu'ils embrassent.

Il faudrait maintenant rechercher la cause et l'époque de la défaveur dans laquelle sont tombés les Officiers de santé, et diminuer par là le ridicule qui pèse sur eux. Nous avons dit qu'avant la suppression des Facultés et des nombreux Colléges de médecine qui existaient dans les principales villes de France, la légèreté des épreuves amenait la plus grande diversité dans les connaissances; et le jeune médecin pénétré des immenses obligations que lui imposerait un état qui réclame moralement le plus d'étude et de travail, pour prix de son application et de ses veilles, était reçu avec aussi peu de distinction que celui qui, suivant une route opposée, sacrifiait son art à ses plaisirs et à ses penchans; il se consolait sur un avenir douteux, dans lequel il pensait recueillir les fruits de son application; mais vain espoir! La récompense que semblait lui promettre sa constante assiduité passait entre les mains de l'homme obscur, du charlatan, qui, s'élevant à ses côtés, retirait avidement le prix réservé à la science et au mérite. Sans doute, à cette époque déshonorante, on vit paraître des Officiers de santé méprisables, qu'on aurait dû dénoncer à l'opinion publique comme la honte de leur état, comme des hommes vils et dangereux qui abusaient de la crédulité et affichaient effrontément une science dont ils n'avaient aucune idée. Mais ces praticiens routiniers furent-ils exclusifs à cette classe de Médecins, et ne les vit-on pas se reproduire aussi parmi les Docteurs? Qu'on n'allègue pas la difficulté des épreuves et la sévérité des mesures prises pour leur réception. Quelle confiance un esprit juste aura-t-il aux examens, quelle certitude fondera-t-il sur leur nombre, quand il saura que le titre de Docteur fut conféré à des absens, et que des lettres de réception furent envoyées par la poste? Voilà la source du peu d'estime qu'on a généralement pour les Officiers de santé. Mais n'est-ce pas faire une application forcée de ces temps à ceux d'aujourd'hui? Tel est l'empire des préjugés: l'esprit qui en est imbu, subjugué par leur ascendant, ne raisonne pas, ou il tire des conséquences fausses que son jugement ne peut rectifier. On a vu de mauvais médecins, et on en voit encore tous les jours de très-mauvais, donc il n'y en a plus de bons: conclusion absurde. Que déduire de ces variations continuelles, de l'identité des abus dans l'une et l'autre classe? que l'Université doit faire disparaître le plus tôt possible cette distinction, qui consiste purement dans les mots, puisqu'elle n'existe pas dans la pratique. Elle doit accorder à tous les mêmes honneurs et les mêmes titres, propres à nous faire préjuger qu'ils sont l'un et l'autre appelés aux mêmes fonctions. Mais opposons les faits aux faits, seul moyen de raisonner juste, et voyons si les Officiers de santé (je veux parler de ceux qui savent leur état) ne rendirent pas les plus grands services à l'humanité. La Convention nationale en jugea bien autrement, lorsqu'en 1806, sur le rapport du célèbre Fourcroy, elle établit des Écoles de santé à Paris et à Strasbourg.

En effet, ce sont eux qui accompagnèrent les étendarts français et les suivirent jusqu'au champ de l'ancienne Memphis, des cataractes du Nil aux rives du Tibre, et des rives du Tibre aux bords glacés du Volga. Nobles compagnons des faits d'armes de cette armée destinée à porter l'épouvante et l'étonnement au bout du monde, on les vit, dans les hôpitaux, dans les camps, au milieu du carnage des combats, porter les secours de l'art aux braves qui versaient leur sang pour la patrie, et par un noble dévoûment arracher à la mort le héros qui, par leurs soins, allait goûter en paix le bonheur domestique qui devait couronner ses travaux, et qui même souvent, nouveau Cincinnatus, quittait sa charrue au moindre signe de péril et se consacrait de nouveau à la défense de son pays et à la gloire. Qu'on ne nous acousc pas d'exagération, car c'est en apprenant la perte de six cents Officiers de santé, morts par leur zèle, à la suite de leurs fonctions, qu'on forma les Écoles dont nous avons parlé, et qui portent aujourd'hui le nom d'Écoles de Médecine. Mais maintenant qu'une paix profonde et florissante règne sur la France et la met à l'abri de ces crises et de ces secousses terribles qui accompagnent la guerre chez un peuple belliqueux, qu'on réunisse les Officiers de santé et les Docteurs sous un même nom, comme on leur a réuni les chirurgiens; que la même École nous donne les mêmes Médecins.

Docteurs, Chirurgiens, Officiers de santé, votre École est une république où l'on doit proclamer l'égalité. Ne faites plus qu'un; redoublez d'ardeur, joignez vos connaissances, répandez vos lumières sur la plus noble carrière qui soit donnée à l'homme: la médecine est un champ vaste dont plusieurs parties ressemblent aux terres du nouveau monde, qu'une nature sauvage a dérobées aux regards de l'homme. Toutes les branches n'en sont pas également bien connues. D'importantes découvertes n'attendent pour être mises au jour que des hommes profonds qui, par la hardiesse de leur génie, s'élèvent au-dessus de ceux dont les travaux utiles ont préparé la science à cet agrandissement, et frayent une nouvelle route à ceux qui les suivront. Qu'un zèle infatigable, une étude assidue, vous fassent atteindre le but noble que vous vous proposez. Tel aux siècles de l'antiquité, aux temps fameux de la Grèce, on vit l'athlète redoutable, pour paraître aux jeux pythiens, le front ceint d'une couronne de lauriers, employer les beaux jours de sa vie aux exercices gymnastiques, arroser ses membres de la sueur qui lui promettait la victoire, et se fortifier par avance contre les coups du terrible adversaire qui l'attendait dans les plaines d'Olympie; tel le jeune Médecin, jaloux de sa réputation, doit tout sacrifier pour arriver au terme qu'il s'est prescrit. Qu'il pense qu'il est l'arbitre de la vie ou de la mort de ses semblables. Une plus grande récompense l'attend, l'estime et la confiance du genre humain. Quand il aura noblement rempli sa carrière, il ne s'effacera pas de la mémoire des hommes; ses bienfaits rappelleront ses vertus, et de glorieux souvenirs environneront sa tombe.

FIN.

Imprimerie de Gueffier, rue Guénégaud, n°. 31.

www.ingramcontent.com/pod-product-compliance
Lightning Source LLC
LaVergne TN
LVHW052011160826
845678LV00003B/1004

* 9 7 8 2 3 2 9 6 5 5 9 8 7 *